CAUSERIE MÉDICALE.

CE QUE C'EST QUE

L'HOMÉOPATHIE

CAUSERIE MÉDICALE

CE QUE C'EST QUE

L'HOMÉOPATHIE

PAR

A. WEYL

DOCTEUR DE LA FACULTÉ DE PARIS.

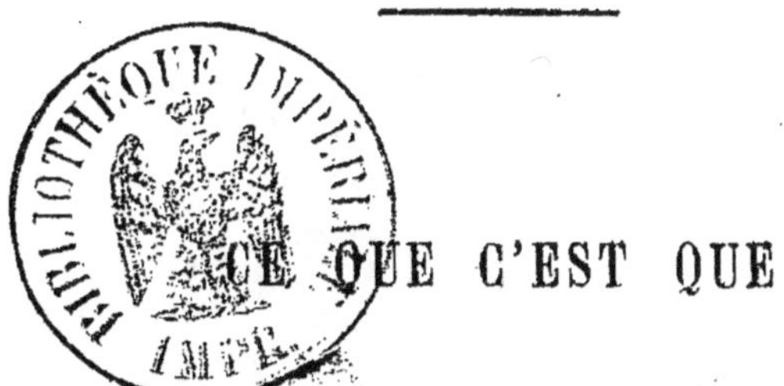

LILLE

IMPRIMERIE DE N. DESTIGNY, GRANDE-PLACE, 58,

1863.

Le nom d'un de nos plus spirituels conteurs est souvent prononcé dans les discussions auxquelles l'homéopathie a donné lieu, et M. Edmond About est toujours accusé de se laisser copier servilement par les organes de l'allo-pathie. Il est bon que le public sache que l'article de M. About est extrait presque entièrement des œuvres tant citées d'Hannemann lui-même, et, chose constante, Hannemann n'est jamais battu qu'avec et par ses propres argu-ments.

J'insiste sur ce point pour ne pas être taxé de basse imitation et je renvoie mes lecteurs à la traduction du livre d'Hannemann, par Jourdan, qui se trouve au Catalogue de la Bibliothèque de la ville.

(Note de l'auteur.)

CAUSERIE MÉDICALE.

***

CE QUE C'EST QUE

L'HOMÉOPATHIE

***

Servat Fides.

Je ne viens pas donner en pâture à la publicité l'aliment trop recherché d'une polémique mal sonore.

J'approuve peu les débats qui font scandale et je n'ai aucun goût à l'endroit des actualités.

Je sais qu'une argumentation bienveillante plaît et intéresse moins, mais dans les questions scientifiques, il me semble séant d'unir toujours le bon ton et la courtoisie. Les opinions peuvent varier, la politesse non, et les saines discussions ne perdent jamais de leur valeur réelle et de l'intérêt qu'elles méritent parce que des mots disgracieux n'auront pas été prononcés.

Quoi qu'il n'y ait rien de nouveau sous notre ciel (*nihil sub sole novi*), toute nouveauté sera de tout temps critiquée, combattue, conspuée.

L'homéopathie, chose nouvelle, n'a pas échappé à la règle,

et, à peine née d'hier, elle a déjà conquis des détracteurs accharnés et des haines virulentes, partant des succès légitimes, des adeptes passionnés, des champions, qui se sont déclarés convaincus parce qu'on leur défendait de l'être.

L'homéopathie ou HANNEMANNIE est une découverte moderne, non pas comme application, comme déduction médicale, mais comme système passé à l'état de doctrine.

Elle est née de l'autre côté du Rhin, sous un ciel qui inspire, sur le sol de l'Allemagne, cette blonde patrie des rêves fantastiques et des nuages de la pensée. L'enfant terrible a marché vite et n'a pas tardé à trouver parmi nous une hospitalité large et toute française. Nous jouissons de tout temps d'une réputation méritée de bienveillance aimable et la Mode, qui nous impose peu à peu les mœurs et les coutumes étrangères, a réussi bientôt à faire prendre chez nous la doctrine homéopathique.

La Mode, — que de choses renferme ce seul mot ! — c'est la royauté du jour, l'esclave de chacun et le maître de tous. Croyante aujourd'hui et sceptique demain, sévère et rieuse tour à tour, elle se prête si bien à tous nos caprices que nous faisons toujours les siens et qu'en l'an de grâce 1863 on écrit et l'on prouve que la plus infiniment petite des fractions de la décillonième partie de cinq centigrammes d'arsenic, de strychnine, d'opium, selon les exigences du moment, administrée sous forme de globules au moribond qui râle sa dernière agonie, lui a rendu, lui rend et lui rendra la vie

Ce sont là de ces prodiges comme l'homéopathie en enfante tous les jours, au dire des homéopathes, et la mode leur donne raison. Pour moi qui ne suis encore que le plus humble des praticiens, je déclare, dès à présent, donner acte d'apostasie allopathique, du jour où j'aurai touché du doigt une seule de ces résurrections.

Je ne conteste pas qu'un malade, condamné par la science, puisse revenir à la vie, en dépit de la science, si le mot plaît, mais je doute, même à l'heure qu'il est, que les globules y soient pour rien.

Et cependant j'ai cherché à me rendre bien compte des dogmes merveilleux de la science divine, je me suis pénétré, autant que je l'ai pu, de ses vérités magistrales, et la foi d'Hannemann n'a rien pu sur la mienne.

Peut-être faut-il, pour la faire germer, un sol tout préparé et des talents acquis : cela me manque sans doute, et je n'en déclare pas moins faire tous les jours de l'homéopathie.

Bien des confrères en font de même, sans s'afficher homéopathes.

Qu'est-ce donc que l'homéopathie ? Une doctrine ou un système ? Quelle est son origine légale, sa raison d'être philosophique, sa valeur en matière de dogme et de vitalité médicales ?

Sans remonter au-delà du moyen-âge, on voit la médecine comme les sciences, *grandes scientiæ*, marcher tête haute sous la bannière des aphorismes. C'est le temps des adages et des devises; et pendant que tout féal chevalier s'exerce dans les plaisirs des tournois aux luttes périlleuses de la guerre, tout pour l'honneur de sa dame, les champions de l'art d'Hippocrate arborent sur leur drapeau ce mot de la foi du maître : *contraria contrariis.*

En bon latin, bien traduit, mais en mauvais français, *con-*

traria contrariis signifie les contraires par les contraires. Je m'explique : Vous avez la fièvre (je dis intermittente), le quinquina coupe la fièvre, prenez du quinquina et vous serez guéri.

Le sommeil vous manque, l'opium donne du sommeil, prenez de l'opium, vous dormirez.

On a le mal et le remède : on combat celui-ci par celui-là, on détruit l'un par l'autre ; c'est l'histoire de l'eau et du feu. Cela est quelquefois vrai, mais ce qu'il y a de rigoureusement vrai, c'est qu'il existe des fièvres que le quinquina ne coupe pas, des insomnies dont l'opium ne triomphe pas davantage, de même que, dans un incendie produit par la combustion alcoolique, l'eau n'a jamais éteint le feu.

A quelques mille ans d'intervalle, un esprit convaincu renverse le principe que l'honneur de la vieille École avait maintenu sain et sauf, et que notre éclectisme, j'allais dire notre scepticisme, menace de laisser couler bas.

Hannemann s'est levé et l'édifice de tant de siècles va s'écrouler sous ses coups, et une secte se forme qui veut nous imposer ses lois en dépit d'Hippocrate détrôné et du moyen-âge qui n'est plus.

Ce serait mal juger Hannemann que de voir en lui un fou, comme on l'écrit tous les jours. Il a dit des choses très sages, très profondes, très ingénieuses surtout, mais il les a dites, partant d'un principe faux.

Pour moi, qui veux seulement initier le public à l'exposé le plus simple d'une doctrine, je déclare de toute conviction que la devise de la vieille École tout aussi bien que celle de l'homéopathie est fausse. Elle est fausse parce qu'une science bien faite n'a jamais bâti sur deux mots sa doctrine : il en est des œuvres de la médecine comme de toutes les autres, on ne les fait pas de toutes pièces, et je ne sache pas qu'un bon écrivain ait jamais donné un titre à son livre avant de l'avoir bien pensé, bien fini.

Les sciences exactes seules échappent à cette loi parce qu'elles reposent sur des vérités abstraites, absolues, rationnelles. Mais la médecine est-elle une science exacte ? Evidemment non. Je dirai plus, tout médecin que je suis, et parce que je suis médecin, c'est la plus inexacte de toutes, ce n'est même pas une science, c'est un art. Ce qu'en médecine on appelle les principes du maître n'est donc pas inflexible, et l'on n'a pas le droit, allopathe ou homéopathe, de porter si haut la morgue de convictions qui ne sont pas.

Similia similibus, telle est l'enseigne de l'école homéopatique. Nous allons voir comment Hannemann a fondé la doctrine qui porte son nom.

On ne sait pas quelles étaient ce jour-là les dispositions du grand homme : avait-il ou non la fièvre ? Lui-même n'en dit rien; mais l'écorce du Pérou était connue et Hanneman en fit usage. On ignore en quelle quantité. La dose prise, il prit la fièvre et il en prit aussi cette étrange conclusion que le quinquina donne la fièvre, et, la donnant, qu'il la guérit : et une doctrine fut fondée.

Que l'on ne croie pas que j'altère ici les faits : j'altère à peine les mots et je renvoie au livre même du père de l'homéopathie.

L'honneur de cette innovation dogmatique appartient au quinquina : Pauvre Hippocrate, tu ne l'as point connu. Cependant, nous autres qui sommes allopathes ou du moins qui ne nous disons pas homéopathes, quoique l'étant bien un peu, nous avons le droit de contrôle.

Le quinquina est l'antidote de la fièvre intermittente, le remède est le contraire du mal, comme la santé de la maladie, et je ne vois pas, avec la meilleure volonté possible, en quoi les effets du quinquina ressemblent aux symptômes de la fièvre intermittente. Hannemann prétend qu'il la donne ; pour ma part, j'en ai pris de longue date et j'en prends tous les jours sans que j'aie la fièvre et sans l'avoir.

Autre exemple : prenons l'opium. Et, si je choisis à dessein ces deux médicaments comme types, c'est qu'ils sont des plus usuels, de ceux qui nous rendent journellement les services les plus constants. Les vertus de l'opium sont bien connues : à la dose de quelques centigrammes, quand l'organisme n'a pas été préparé par une administration successive du médicament, l'opium est un précieux calmant : à des doses plus considérables, sous des formes diverses, dans des conditions analogues, il provoque d'abord de l'excitation, des rêves excentriques, des hallucinations, puis l'assoupissement, le sommeil, le coma.

C'est un médicament dont l'action thérapeutique est complexe, mais c'est un médicament actif et dont le maniement exige une certaine circonspection. On le donne contre les douleurs, contre les insomnies, pour calmer, pour faire dormir :

> « Il fait dormir parce qu'il a une vertu dormitive. »
>
> (MOLIÈRE.)

Eh bien, les homéopathes n'admettent pas cette façon de voir. Ils se gardent bien de dire, et pour cause, que l'opium ne fait pas dormir, mais en vertu du *similia similibus*, ils le reconnaissent tacitement : *induction, déduction*. Car si l'opium fait dormir *similia*, en vertu du *similibus*, l'opinm ne doit être administré qu'aux malades atteints de rêveries soporeuses, du coma et de ses diverses formes. Or, je m'adresse au plus simple bon sens ! Que penserait-on d'un médecin qui donnerait de l'opium à doses continues au malade tombé dans ce coma profond, qu'une excitation dynamique peut seule arracher à son assoupissement et tirer à grand peine de la léthargie qui l'étreint.

Je pourrais multiplier à plaisir des exemples semblables. Il est bien aisé maintenant de se rendre compte des scrupules homéopathiques en ce qui touche le point capital de leur manière d'agir : je veux parler de leur thérapeutique, des dilutions et atténuations. Assurément, si les homéopathes admettent que l'opium empêche de dormir, que le quinquina donne la fièvre, ils ont dû, en raison de l'activité médicamenteuse de ces moyens thérapeuthiques, en atténuer singulièrement les doses. Toute la rêveuse philosophie de l'Allemagne, tout le flegme britannique auraient été impuissants à prouver qu'une quantité toxique d'opium ou de quinine ne produit pas les effets reconnus d'une intoxication connue.

Qu'a fait Hannemann ? Il a défendu ses idées pied à pied, mais il les a atténuées. Il a divisé ses doses de médicaments actifs et inactifs par l'infini, et, comme l'infini est de tous les diviseurs le plus rigoureusement exact, le plus strictement inflexible, —

en mathémathiques comme en sens commun, — il est arrivé que l'arsenic comme le sumac vénéneux, que la pulsatille comme l'arnica, le tabac comme la noix vomique, à leur dernière dilution hannemannienne, à leur ultième atténuation homéopathique, représentent la nullité d'action la plus parfaite, la plus infinie dont un médicament ait jamais pu jouir.

Ce n'est pas tout : l'homéopathie s'est fait une philosophie particulière, elle s'est créé une thérapeutique personnelle, il lui faut une pharmacopée spéciale. Il ne lui suffit pas d'avoir une enseigne à elle, des dilutions, des atténuations : il lui manque le *magnétisme dans la matière inerte.* Les secousses, le frottement, l'électricité, le dynamisme, tout est bon pour donner à sa médication ce je ne sais quoi de merveilleux auquel se laisse prendre à plaisir l'imagination malade du client bien portant et qui se croit guéri quand il n'avait pas besoin de l'être. Mesmer, Hannemann et Home : le magnétisme, l'homéopathie, et les tables tournantes, voilà ce que l'on invente aujourd'hui pour se jouer de la crédulité publique.

J'ai parlé de la thérapeutique hannemanienne. Écoutez les paroles du maître :

« Quand on prépare un remède homœopathique, on ne se contente pas d'ajouter une petite quantité du médicament à une grande de liquide non médicamenteux ou tout au plus de les mêler légèrement ensemble. Bien au contraire ; non seulement les secousses et les frottements rendent le mélange plus intime, mais encore, ce qui est le point capital, il résulte de là un changement surprenant, tout à fait inconnu jusqu'à ce jour dans le développement des forces dynamiques de la substance médicamenteuse. »

« *Surprenant ! inconnu ! dynamisme.* » Voilà toute la doctrine des gens qui écrivent et professent les mots que l'on va lire et que j'emprunte encore textuellement au livre d'Hannemann :

« Une goutte de teinture de quinquina assez étendue pour ne contenir que la quadrillionième partie de cinq centigrammes du médicament $\frac{0,05}{1\,000000,000000,000000,000000}$ suffit toujours pour guérir radicalement une fièvre intermittente. »

Et plus loin :

« Quand l'application du remède homéopathique est bien faite, la maladie se dissout en quelques heures, quelque maligne qu'elle soit. »

On peut déjà se faire une idée en lisant ce modeste aperçu hannemanien de l'excentricité de celui qui nous a légué la doctrine homéopathique.

Mais j'ai parlé plus haut de dilutions, d'atténuations et de pharmacopée spéciale ; il est bon que j'initie mes lecteurs à ces mystérieuses manipulations.

Je multiplie les citations et à plaisir, parce qu'elles disent plus que des paroles, et parce que leur étrangeté même pourrait faire supposer de ma part une exagération injuste :

« On prend un grain de la substance médicamenteuse ; on le met dans une capsule de porcelaine sur le tiers de cent grains de sucre de lait bien pulvérisé. On mêle et on broie pendant six minutes ; on presse pendant quatre minutes contre le fond de la capsule, en ayant soin de mouvoir le pilon dans un sens toujours le même ; on broie de nouveau pendant six minutes, on presse de nouveau pendant quatre minutes avec le même pilon et dans le même sens. On dépose cette poudre sur le deuxième tiers du sucre de lait, et l'on recommence les mêmes opérations, etc... »

Voilà donc une dose très-minime, cinq centigrammes d'un médicament, admirablement mélangée à cent grains, c'est-à-dire à cinq grammes de sucre de lait. Je suppose que ce soit de l'arsenic. Sur cette poudre qui contient un pour cent d'arsenic, je prélèverai à nouveau cinq centigrammes ou un grain ; j'opérerai dans des conditions identiquement les mêmes, le même broiement, le même frottement, avec le même pilon, pendant le même laps de temps sur un mélange formé de cinq grammes de sucre de lait pulvérisé et de la fraction de poudre que j'avais prélevée tout à l'heure. J'aurai ainsi obtenu une deuxième dilution ou atténuation. On peut continuer, selon les exigences de la thérapeutique, ces opérations vingt-huit fois encore, de sorte qu'à la dernière fois, c'est-à-dire à la trentième dilution, on aura trente fois prélevé un centième de la poudre obtenue chaque fois, et cela à trente reprises différentes. Qu'obtiendra-t-on à la dernière atténuation ? Cinq grammes de sucre de lait et la quantité le plus infiniment minime d'arsenic que l'on n'eût jamais songé à ordonner à un malade si l'homéopathie n'avait pas enrichi de cette conquête nouvelle la thérapeutique de nos jours. Cette poudre, si merveilleusement préparée, se conserve dans un flacon, et on la débite journellement, sous forme de globules, à des prix homéopathiques.

C'est ainsi que :

« Une prise de suc très-étendue de pulsatille sur une boulette de sucre de lait grosse comme un grain de moutarde ramène infailliblement l'harmonie dans l'organisme. »

De même :

« L'irritation dynamique étant la cause du grand orage qui a lieu dans le système vasculaire, on la détruit avec une boulette de sucre imbibée de suc d'aconit au décillionième degré de dilution, en évitant les acides végétaux : La guérison est obtenue au bout de vingt-quatre heures au plus. »

Hannemann ne se contente pas d'affirmer de par lui les axiômes sur lesquels repose sa doctrine, il va puiser, en faveur de sa thérapeuthique, les exemples les plus variés dans le domaine des siècles passés.

Willis (1485, en Angleterre) et Sennert n'ont-ils pas guéri la suette par les sudorifiques ?

Fischer (en Allemagne : *Hufeland's journal für pratische heilkunde*) guérissait la diarrhée par les purgatifs.

Demandez à Diemerbroeck s'il n'a pas guéri de la peste, par l'administration du tabac, les pestiférés de 1665. Et quels étaient les symptôme de cette peste : des vertiges, des anxiétés, des nausées ? Or, le tabac les provoque, donc..... on ne devrait plus fumer.

Similia similibus.

J.-H. Lange, J. Schmidt, Cullen ont guéri les symptômes hystériques par l'emploi de la noix muscade, et, en effet, la noix muscade provoque ou ne provoque pas les symptômes de cette affection.

C'est toujours en vertu de ce même principe *similia similibus* que Boerhaave, Sydenham et Radcliff ont guéri des hydropisies par l'emploi du sureau, parce que l'usage de cette plante donne l'hydropisie.

J.-C. Wagner, Dehaen, Sarcom, Pringle n'ont-ils pas obtenu, dans le traitement de la pleurésie et de ses formes diverses, les plus admirables résultats de l'administration de la scille ? Or, c'est un fait acquis à la science homéopathique que la scille donne la pleurésie.

Et c'est après avoir énuméré la série de ces exemples que

Hannemann conclut à cette vérité, une des rares vérités de son livre :

« Il résulte de l'expérience de la doctrine homéopathique que le médecin doit connaître la maladie et les vertus médicales des plantes. »

De temps en temps une lueur de raison vient éclairer l'œuvre du maître, bientôt voilée par une nouvelle erreur, par quelqu'affirmation inouie :

« Le médecin qui s'amuse à chercher des rapports cachés dans l'intérieur de l'organisme peut se tromper tous les jours. L'homéopathe, en traçant avec soin l'image fidèle du groupe entier des symptômes, se procure un guide sur lequel il peut compter, et, quand il est parvenu à éloigner la totalité des symptômes, il a sûrement aussi détruit la cause interne et cachée de la maladie. »

Jusqu'au moment où Hannemann s'écrie plein d'une sainte colère à la face de la science, que l'allopathe, qui a obtenu un seul cas de guérison ;

« Donnait un remède dont la thérapeutique reçue lui aurait prescrit d'administrer précisément le contraire, et c'était ainsi seulement que ses malades guérissaient avec promptitude. »

Je suis loin de dire, même après avoir lu ces étranges paroles, que l'homéopathie ne guérit pas. Il n'y a pas de charlatan et d'empirique qui ne comptent des succès dans ce monde, pas de remède secret, pas d'onguent merveilleux qui n'ait fait des heureux et des dupes.

Mais un médecin habile, en face de la maladie qui l'occupe, a bien autre chose à faire qu'à combattre des symptômes par des remèdes. Ce n'est pas avec des médicaments que l'on fait de bonne médecine. Il faut tenir compte dans notre art de mille détails toujours nouveaux ;

Les climats, les saisons, les tempéraments, les habitudes, les liens de l'hérédité donnent à chaque maladie une physionomie différente ; et cependant le nom de la maladie n'est pas changé, le nom du symptôme non plus. Mais le médicament, et sa dose, et la forme sous laquelle il sera administré ?

L'homéopathe ne tient nul compte de ces variétés : il ouvre une page de son livre : Le symptôme est écrit à gauche, le remède à droite, et en regard ; à tel symptôme, tel remède. Le tour est fait, la comédie jouée. Et le malade ?

Similia similibus curantur, dites-vous. Mais tous les jours l'allopathie fait comme vous. A des nausées à des vomituritions, nous opposons le kermès, l'émétique *sans dilutions;* à de certaines diarrhées chroniques les purgatifs. Est-ce à dire pour cela que nous donnerons à tous nos malades affectées d'envies de vomir les vomitifs cités plus haut ? Que nous administrerons à tous les diarrhéiques le séné, l'aloès, le ricin ? Eh quoi ! un pauvre phtisique, parvenu à la dernière période de la suppuration et que vous ne guérirez ni vous ni moi, tousse, crache avec peine et sent à chaque seconde, sous l'effort de la toux, son cœur qui se soulève ; il perd en transpirations incessantes le peu de forces qui lui restent, et vous lui prescrirez l'émétique ou l'ipécacuanha; la digitale et la scille contre les nausées qui le brisent ou la sueur qui le dessèche. Vous venez nous mettre au défi de vous dire ce que c'est que le vice scrofuleux, le vice goutteux. Faites donc mieux que nous, qui avouons notre ignorance, vous qui vous drapez dans la vôtre.

Non, en vain l'homéopathie inscrirait en lettres d'or sur le seuil de ses palais, sa fameuse devise : *similia similibus* ; en vain elle épuiserait en faveur de ses dilutions, lacs, fleuves, océans : le secret de son action n'est pas là.

Il n'y a pas au monde de médecins qui soient plus esclaves de l'hygiène que les hannemanniens :

C'est encore le maitre qui parle : *Dixit magister.*

« Pour tenter l'expérience qui lui fera connaître la vertu des médicaments, le malade doit éviter pendant tout le temps que dure la maladie, de se livrer à des travaux fatigants de corps et d'esprit, à des débauches, à des passions désordonnées. »

C'est là qu'est toute la force de la doctrine homéopathique et non pas dans l'enseigne qu'elle affiche et dans les globules qu'elle vend.

Ce n'est pas d'aujourd'hui qu'on écrit qu'une bonne hygiène, bien suivie et toujours, est le meilleur des médecins, et je professe cette conviction que, si les malades étaient plus dociles aux questions de régime, de sagesse d'esprit et de corps, l'allopathie et l'homéopathie, *puisqu'il faut les appeler par leur nom,* ne se contesteraient pas tous les jours leurs vérités et leurs erreurs.

Que de fléaux, qui dévastaient l'Europe depuis des siècles, l'ont a jamais désertée, depuis que l'hygiène a partout imposé sa volonté et ses lois ! Le choléra, le typhus, la peste, chassés par les progrès incessants de la science nouvelle, cherchent, sur les bords du Gange et dans les paludes transatlantiques, des droits de cité que nous leur refusons. Plaies hideuses de la santé publique, ils ont été porter ailleurs leurs ravages et leurs fureurs, toujours fuyant devant notre drapeau, au delà des monts et des mers inexplorées. L'hygiène publique a tout fait. Mais par quelle singulière contradiction l'hygiène domestique est-elle si mal suivie et comment se fait-il que le bon sens de chacun fasse si peu de cas de l'hygiène privée?

L'homéopathie en cela est heureusement venue, et l'on ne peut douter que si elle apportait moins de mystère et de merveilleux dans sa médication, elle subirait plus souvent le sort de notre pauvre allopathie que les ingrats ont délaissée.

Ce merveilleux dont elle entoure la manière de préparer et d'administrer le globule aide considérablement l'homéopathe dans la prescription du régime. Les médicaments allopathiques sont un peu trop à la portée de tout le monde, et c'est parce que nous ne mettons aucun mystère dans notre façon de formuler que nos recommandations de soins et d'hygiène sont si mal ou si peu suivies. Les médecins d'il y a cinquante ans avaient raison, selon moi, de prescrire en latin, parce qu'il est bon que notre art soit entouré d'un certain prestige et que le médecin puisse dire à ses malades : lisez, qu'y comprenez vous? De nos jours un grand nombre de médicaments usuels et vulgaires sont tombés dans le domaine de tous : on se purge, on se traite de par soi ; on se fait de par soi un régime et l'on n'écoute pas les conseils du médecin, parce que chacun se croit un peu médecin lui-même. Ce sont là des faits que la pratique journalière ne cesse de contrôler, et pour ma part j'en ai quelques-uns à la disposition des sceptiques. Il n'en est pas de même chez les homéopathes. Le globule qu'ils prescrivent est pris à heure fixe : ils le veulent, ils l'exigent ; deux heures avant, deux heures après le repas ; et ils ont raison d'en agir ainsi. Le repos, l'exercice, le bain, l'équitation sont rigoureusement imposés par eux à des moments donnés, pour aider à l'action du globule merveilleux. C'est ainsi qu'on arrache le malade à ses habitudes de fatigues et de plaisirs; on peut lui interdire l'usage du café, l'abus de tous les irritants, supprimer ceci, ou, quand il le faut, accorder cela. L'homéopathie, en un mot, sait se faire obéir et commande toujours en maître au nom de la santé et de l'action du globule.

Mais où commence l'usage, l'abus ne tarde pas à suivre et la doctrine d'Hannemann, qui rend des services excellents, peut devenir très nuisible quand elle veut régner absolue.

Je n'attaque pas l'homéopathie et je ne veux pas la défendre.

Pour ma part, je suis aussi homéopathe que ses adeptes, quand il le faut ; je trouve injuste qu'on l'attaque sans réserve et que l'on fasse de ceux qui la professent des gens ennemis de la vérité. L'homéopathie compte dans son sein des hommes d'élite, et, comme l'allopathie, des intelligences remarquables. Les bons esprits ne se comptent pas en France et les charlatans y vivent ; et je crois sincèrement qu'une boulette de mie de pain a pu être quelquefois aussi utile que le camphre et la sangsue.

A ceux de nos confrères les homéopathes qui mettent sur la blessure qui saigne le baume de leur philosophie et leur conviction d'honnêtes gens, nous n'avons qu'un mot à dire : continuez ; mais nous ne tendrons jamais la main à ceux qui, de parti pris, en vue d'une misérable spéculation, manquent à leur honneur médical.

Que nous expliquions d'une manière ou d'une autre l'action

des médicaments, peu importe si le malade est soulagé, guéri, si le médecin a bien agi.

Je le répète, la médecine d'aujourd'hui n'est pas une science : c'est un art, et je n'admets pas plus qu'on écrive sur l'enseigne de la boutique : *Contraria contrariis* que *Similia similibus*. Mais l'esprit des hommes en général et celui des savants en particulier est ainsi fait, que je ne doute pas de voir un jour les partisans du *contraria* et ceux du *similia* se tendre une main fraternelle et s'unir ensemble contre un ennemi nouveau qui aura pris pour drapeau cette devise qui dirait tout :

Contraria similibus.

Je me résume et je conclus que les globules sont des préparations *absolument* inoffensives ; leur action est nulle. J'affirme que si la médecine d'Hanneman obtient des succès (le fait est incontestable), ce n'est pas à ses diluctions, à ses atténuations qu'elle les doit, et qu'il n'y a pas d'allopathe qui ne fasse tous les jours de l'homéopathie sans diluctions et sans globules. Donc l'Homéopathie n'a pas sa raison d'être.

Je n'ai pas voulu faire un livre ni quelque chose de scientifique. C'est pour le public que j'écris, pour ceux qui ont pu se passionner pour l'une ou l'autre des doctrines. Quel que soit le choix que l'on fasse, je respecte la foi qui le dicte, et je ne vois pas un mal à ce que les malades, guéris par la foi des globules, décernent à celui qui les sauve la palme du mérite et le trop rare tribut de leur reconnaissance.

Marchons donc, allopathes et homéopathes, unis aujourd'hui comme nous devions l'être hier ; restons dignes et honnêtes, malgré tout et quand même. Que demande le public ? Qu'on le guérisse : guérissons-le. — *Servat Fides.*